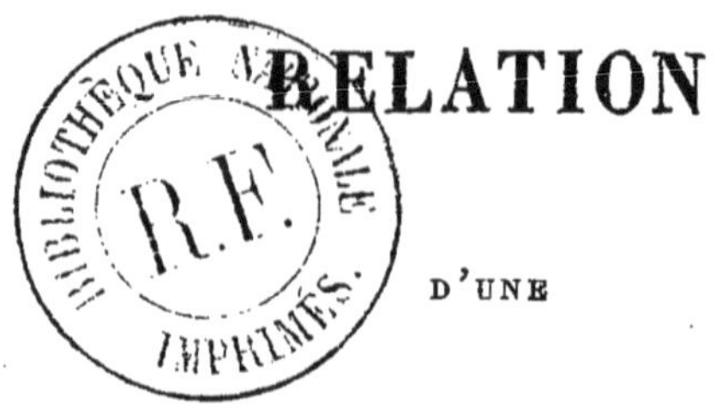

RELATION

D'UNE

ÉPIDÉMIE DE VARIOLE

OBSERVÉE

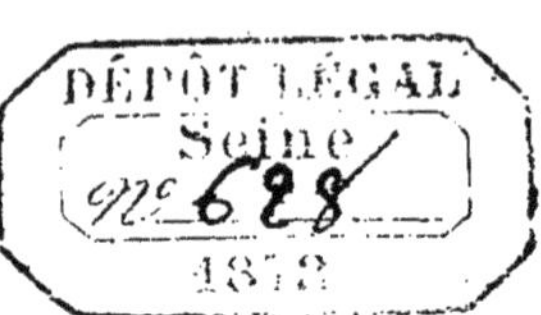

DANS LE CANTON DE MORMANT

PARIS
IMPRIMERIE DE J. DUMAINE
2, RUE CHRISTINE, 2

1872

L'Auteur, à son savant et honoré Confrère,
le Docteur THOLOZAN,
Médecin de S. M. le schah de Perse.

Conçu depuis longtemps déjà, cet Essai, vous le savez, résumé d'observations multiples puisées dans un milieu contaminé, n'était pas destiné à la publicité.

Pour se résoudre à le coordonner et à le présenter à la critique sous sa forme imparfaite actuelle, l'auteur a dû se rappeler que dans le pays que vous habitez, la variole est endémique et l'inoculation en honneur.

C'est alors, qu'en présence d'un préjugé à combattre, consultant moins ses forces que le but à atteindre, il s'est mis résolûment l'œuvre.

Votre bienveillante indulgence a fait le reste.

Aussi, en acceptant la dédicace de son modeste travail, a-t-il l'espoir fondé que votre nom lui servira d'égide.

M. P. CONSTANS,
Médecin de l'Assistance publique,
Membre du Conseil d'hygiène et de salubrité.

Décembre 1871.

RELATION

D'UNE

ÉPIDÉMIE DE VARIOLE

INTRODUCTION

En dix-huit années, quatre épidémies ont sévi sur la population de la Chapelle-Gauthier. Frappée en 1832, en 1843, par le choléra; en 1850, par la rougeole, elle vient encore d'être éprouvée par la petite vérole. Et cependant, malgré tant de leçons qui nous ont été données en si peu de temps par des épidémies successives, rien de bien sérieux n'a été tenté pour améliorer l'état sanitaire de ce pays qui laisse tant à désirer au double point de vue de l'hygiène publique et de l'hygiène privée !

Cette localité, nous ne pouvons le dissimuler, et la profession que nous exerçons nous en a fourni les tristes preuves, cette localité se trouve dans une disposition fâcheuse et continuelle à recevoir et à propager le germe des épidémies.

Consultant moins nos forces que le désir d'être utile, nous essayons aujourd'hui d'appeler l'attention de l'administration supérieure sur les propositions que nous lui soumettons en vue d'améliorer et la salubrité du pays et l'hygiène privée de ses habitants.

Nous n'avons rien avancé dans notre travail qui ne résulte de pièces officielles, communiquées par l'administration locale. Nous serons heureux, s'il nous est permis de penser qu'en l'écrivant nous avons contribué, pour une faible part, à faire prévaloir des principes dont l'application, croyons-nous, devra contribuer au bien-être général.

TOPOGRAPHIE

DE LA CHAPELLE-GAUTHIER

La Chapelle-Gauthier est un village d'environ neuf cents habitants, distant d'à peu près deux kilomètres de Bréau à l'ouest, de Saint-Ouen à l'est.

Une grande route, celle de Melun à Provins, divise le pays en deux parties égales du nord au midi.

Le côté du midi domine une vallée dite : « du Rü-d'Ancœur », qui sert à l'écoulement des eaux de la commune ; le côté nord est au contraire dominé par une côte appelée : « Heurtebise », et par le plateau de Grandvilliers, qui jettent leurs eaux sur les maisons placées à cette exposition et les rend humides et malsaines.

Au couchant, une partie du pays est située sur une hauteur.

Au levant, se trouve un bas-fond.

Au centre du pays, existe une fontaine qui sert à la fois de lavoir et d'abreuvoir ; l'eau qu'elle fournit va se jeter, après plusieurs circuits, dans une sorte de ravin connu sous le nom de « Trou-Battant ».

Les vents soufflent le plus ordinairement du nord à l'est et du nord à l'ouest.

Le sol est principalement composé de marne verte imperméable.

La culture de la vigne est l'industrie dominante de la localité.

Salubrité du Pays.

1° *Fumier et matières putrescibles.* — Des amas de fumier, composés de détritus de matières animales et végétales, continuels foyers de fermentation, occupent une large place devant bon nombre d'habitations où ils constituent de véritables mares ; après de fortes pluies, l'eau en se retirant et en s'évaporant laisse sur les bords de ces sortes d'étangs nauséabonds des matières en putréfaction qui forment sur les parties déclives de la voie publique une boue épaisse, puante, et qui, remuée sans cesse par le piétinement des animaux, voire même des enfants, exhale des miasmes et des effluves excessivement malsaines. D'après ce qui précède, on a déjà pressenti l'état fâcheux et permanent de malpropreté dans lequel se trouve la voie publique, malgré les efforts louables et constants que l'administration locale fait pour y remédier.

2° *Eaux stagnantes.* — Les eaux venant du pressoir et celles provenant des ruisseaux établis par les habitants des maisons du côté nord pour se mettre à l'abri des inondations de la côte d'Heurtebise, s'écoulent lentement et séjournent sur la voie publique, faute de plans inclinés pour les conduire à destination; puis, lorsqu'une température assez élevée vient hâter l'évaporation de ces mares croupissantes, alors le danger est d'autant plus grand pour la salubrité publique, que cette évaporation laisse à découvert une étendue plus considérable de terrain. précédemment occupé par cette eau impure, à laquelle vient encore s'ajouter la fermentation des matières végétales qui s'y trouvaient accumulées au moment de son invasion.

3° *Cimetière.* — Beaucoup trop exigu pour les besoins de la commune, le cimetière, au lieu d'en être éloigné des 25 toises prescrites par la loi, n'est séparé des habitations que de 25 mètres et entoure l'église, tandis que les fosses destinées à recevoir les cadavres n'ont pas toujours les dimensions de $1^{m},50$ de profondeur, sur $0^{m},80$ de largeur, exigées par les règlements spéciaux. De là résultent, pour le pays, de nombreuses causes d'insalubrité.

Resserré entre l'église d'une part et les habitations de l'autre, l'air ne peut se renouveler assez souvent sur le cimetière et y laisse, par conséquent, séjourner des gaz délétères qui s'échappent constamment des fissures et deviennent un foyer d'infection, surtout en temps d'épidémie, pour les fidèles qui assistent au service divin, et chez lesquels ils peuvent provoquer des maladies d'une gravité quelquefois mortelle.

Après les fortes pluies, l'eau, en suintant de la surface du sol gagne le fond des fosses, y lessive en quelque sorte les cadavres, se charge des gaz qui les entourent, et, filtrant de proche en proche, entraîne avec elle des causes de putréfaction jusqu'aux citernes et aux puits voisins empoisonnés par son contact impur.

A côté de la question du cimetière, celle des inhumations s'offre tout naturellement à l'esprit; quoique ce ne soit pas ici le lieu de nous étendre sur ce sujet, il nous est impossible de passer outre, sans émettre le vœu que, dans les temps d'épidémie, les décès fussent constatés à domicile par un médecin spécialement désigné pour cette fonction, afin d'éviter d'une part les inhumations précipitées et de calmer d'autre part la crainte qu'en éprouvent les populations sur lesquelles sévit le fléau.

École. — L'ancienne école de la Chapelle-Gauthier, trop petite, trop basse, manquant d'air et de lumière, a été remplacée par une autre qui réunit à peu près les conditions nécessaires à sa destination.

Hygiène privée.

L'hygiène privée de la localité qui nous occupe est fâcheuse et déplorable. Le porc, dont la chair dense et résistante est de si difficile digestion, sert de nourriture habituelle à la majorité des habitants; des légumes secs, des pommes de terre germées ordinairement, malades quelquefois « car le plus souvent le consommateur ne mange que ce qu'il ne peut pas vendre », le tout arrosé de vin médiocre coupé ou de cidre aigrelet, tel est le régime ordinaire de la masse des travailleurs.

Si l'on considère que cette nourriture insuffisante et souvent de mauvaise qualité est accompagnée d'un travail excessif et parfois aussi d'excès nombreux, suite de l'affaiblissement des idées religieuses, on comprendra sans peine combien la maladie, lorsqu'elle vient à sévir sur une population placée dans de telles conditions, doit y rencontrer de causes prédisposantes.

Quant aux soins de propreté tels que bains, ablutions, lotions, etc..., malgré leurs avantages hygiéniques incontestables, ils sont malheureusement tout à fait négligés, pour ne pas dire inconnus.

Par suite de préjugés, sans doute, on obtient difficilement des parents que l'air soit souvent renouvelé dans la chambre des malades; c'est une pratique sur laquelle nous sommes obligé d'insister bien des fois avant de la faire agréer.

La disposition des lits est aussi des plus anti-hygiénique; en effet, enveloppés de toutes parts par de longs et épais rideaux de coton, ces lits ne sont-ils pas, comme les malades qu'ils contiennent, en protestation continuelle avec ces deux principes : l'air et la lumière?...

Ce que nous venons de dire sur l'hygiène privée nous dispense de longs commentaires sur ce point; nous l'avons dit au début de ce chapitre, elle est détestable, et les maladies qui frappent des individus vivant dans de semblables conditions, doivent avoir beau jeu. Elles l'ont réellement, et les épidémies de 1832, 1849, 1850, en sont des preuves tristement éloquentes!...

Description de l'épidémie.

Une épidémie de rougeole, qui avait été très-meurtrière, commençait à peine à décroître, lorsque le dimanche 14 juillet 1850, le premier cas de variole éclata à la Chapelle dans les circonstances suivantes : La femme Roubault, âgée de 32 ans, d'un tempérament bilioso-sanguin et *non vaccinée,* avait été, le 6 juillet 1850, visiter à trois lieues de la Chapelle, un de ses parents atteint de variole, lorsque le 14 du même mois, c'est-à-dire 8 jours après cette visite, elle fut à son tour obligée de garder le lit par suite d'un malaise général, accompagné de céphalalgie sus-orbitaire, de douleur épigastrique et lombaire, de fièvre et de vomissements.

Appelé près d'elle le lendemain, nous constatons à la face, aux bras et au tronc la présence de petites taches rouges, semblables à des piqûres de puce et disparaissant sous la pression. Le 16, ces taches sarrondissent, augmentent de volume et constituent de véritables pustules sans que la peau ambiante ait changé de couleur. On ne pouvait s'y tromper, c'était bien là une variole, une variole confluente qui suivit son cours régulier jusqu'au 28 juillet, époque à laquelle notre malade put rester levée pendant plusieurs heures et entra en convalescence, suivie bientôt de guérison complète.

La seule complication qui était survenue pendant cette affection avait été une pharyngite aiguë, apparue le 22, et causée par une éruption pustuleuse du pharynx et de la base de la langue; nous avons aussi noté que, du 17 au 22, les nuits furent marquées par la présence d'un sommeil troublé par des rêvasseries et même du délire véritable.

Ce fait, le premier, nous l'avons dit, qui s'offrit à notre observation et que nous avons raconté presque *in extenso,* nous semblait important à relater pour fixer tout d'abord l'esprit du lecteur sur l'épidémie variolique qui en fut la conséquence, et qui sévit sur la commune de La Chapelle-Gauthier pour s'irradier ensuite sur celles de Bréau, Mormant, Saint-Ouen et Fontenailles, pendant les mois de juillet, août, septembre, octobre, novembre et décembre, et sur laquelle nous allons entrer dans quelques détails par rapport aux diverses circonstances qui ont eu quelque influence sur son évolution, après quoi nous esquisserons rapidement le tableau des principaux symptômes qui l'accompagnèrent.

Le caractère contagieux de cette épidémie est un fait évident; importée à la Chapelle par la femme R..., celle-ci la transmit à ceux de ses parents qui vinrent la soigner ou la visiter; ces derniers la transportèrent dans les différentes parties du village, si bien que, de proche en proche, l'affection gagnant tous les jours du terrain, frappa dans le courant de son évolution plus d'un tiers de la population.

Pendant sa durée, elle fut soumise à des périodes alternatives de croissance et de décroissance, mais sans qu'il y eût rien là de sensible et de régulier, de sorte que nous ne saurions établir au juste quel fut son *summum* d'intensité, quelle fut l'époque où commença son déclin. Ce que nous avons remarqué, c'est que le dimanche il y avait ordinairement une recrudescence dans le nombre des individus atteints. Mais cette recrudescence n'a rien d'extraordinaire, si l'on considère que le dimanche étant un jour de repos (ou soi-disant tel), tous les habitants, au lieu de se rendre comme pendant les jours de la semaine, à leurs travaux dans les champs où l'air est plus pur, restent au village et se réunissent les uns à l'église, ou ailleurs, tandis que d'autres profitent du jour férié pour visiter leurs parents et leurs amis malades. De là résulte un transport, une transmission continuelle du virus infectieux qui augmente le dimanche le nombre des individus frappés par l'affection. Nous avons aussi remarqué que la maladie a sévi d'une manière plus manifeste partout où il y avait concentration de la population sur un même point. Les portions les plus peuplées de la commune, les familles les plus nombreuses furent de toutes les autres, celles qui souffrirent le plus.

Les maisons situées à l'exposition du nord, dont, au début de ce travail, nous avons déjà signalé l'insalubrité à cause des eaux stagnantes qui y séjournent, ces maisons, disons-nous, ont été plus maltraitées que les autres; elles ont fourni à l'épidémie les deux tiers environ de ses malades.

L'influence de l'atmosphère, celle des saisons se firent peu ou pas sentir. Nous ne nous y arrêterons pas, et nous passerons immédiatement à l'étude de l'influence qu'eurent sur l'épidémie l'âge, le sexe et surtout la vaccination et la non-vaccination. A ces considérations viendra s'en ajouter une autre des plus importante : nous voulons parler des revaccinations; le sexe masculin fournit à la maladie un contingent plus considérable que le sexe féminin; l'enfance en première ligne, l'âge adulte ensuite, ont été les plus maltraités.

L'influence de la non-vaccination a été, comme on pouvait le prévoir, des plus pernicieuse. C'est dans la catégorie seulement des non-vaccinés que la mort est venue frapper; aucun réfractaire n'a été épargné; chez eux, la maladie a été beaucoup plus grave que chez tous les autres; la durée en a été plus longue : aussi la génération actuelle est-elle destinée à traîner après elle les infirmités qui servent de cortége habituel à la petite vérole !... Dans les deux tiers des cas, au contraire, les individus atteints de la maladie après une vaccine régulière l'ont été d'une façon excessivement bénigne.

Quant à l'influence de la revaccination, on peut dire qu'elle a été complétement préservatrice ; en effet, parmi ceux qui furent soumis à cette opération (et leur nombre fut de cent cinquante-cinq), vingt seulement furent frappés par l'épidémie ; encore faut-il noter que les atteintes du mal ont porté sur des individus présentant des prodromes de la maladie au moment de leur revaccination, et que, malgré les conditions défavorables dans lesquelles cette opération était pratiquée, nos revaccinés n'ont eu, en définitive, qu'une variole des plus modifiée.

Tout ce que nous venons d'avancer par rapport à l'influence exercée par l'âge, le sexe, etc., sur la maladie qui nous occupe, trouvera sa confirmation dans un tableau général des individus atteints de variole qu'il nous a été donné de soigner, tant à la Chapelle que dans les communes voisines, de juillet à décembre 1850 ; pour ne pas interrompre la marche de ce travail, nous avons cru devoir renvoyer à la fin de ce mémoire ledit tableau.

Pour en avoir fini avec cette épidémie, il ne nous reste qu'à passer rapidement en revue les principaux symptômes qui la caractérisèrent, après quoi nous consacrerons quelques lignes à l'exposé succinct de la méthode de traitement employée par nous contre cette affection ; et, à ce sujet, nous nous étendrons un peu plus longuement sur l'importance des vaccinations et revaccinations en tant que moyen prophylactique.

Résumé général des symptômes.

Nous diviserons les symptômes en trois grandes classes correspondant aux trois périodes de la variole; chacune de ces périodes comprenant un certain nombre de phénomènes parfaitement distincts, nous les subdiviserons en autant de classes secondaires qu'il y aura de symptômes prédominants dans chacune d'elles.

Ainsi la première période comprendra : *les symptômes d'invasion*;

La deuxième période : *les symptômes d'éruption*, *les symptômes de suppuration;*

La troisième période : *les symptômes de dessiccation*, *les symptômes de desquammation.*

Il n'est pas rare de voir certaines complications venir s'ajouter aux symptômes compris dans chacune des subdivisions que nous venons de passer en revue, et sur lesquelles nous allons nous arrêter un instant en détail; ces complications présentent à peu près la même régularité d'apparition que celles des phénomènes ordinaires de la maladie, nous les examinerons donc à la suite de chacune des classes secondaires de symptômes où on les rencontre d'ordinaire.

Première période. — Durée de 2 à 4 jours.

Symptômes d'invasion. — Fièvre, céphalalgie, lumbago, nausées, vomissements.

Complications. — Durée et intensité plus grandes des phénomènes généraux : diarrhée, délire, soubresauts des tendons, peau sèche, soif vive.

Deuxième période. — Durée de 5 à 7 jours.

A. *Symptômes d'éruption.* — Sueurs abondantes et nocturnes, précédant habituellement l'éruption de quelques heures; éruption apparaissant d'une manière irrégulière et à plusieurs reprises, affectant plus particulièrement la face, le col, le tronc et les membres supérieurs; rémission fébrile, urine jumenteuse.

Complications. — L'éruption peut être tardive ou prématurée; fièvre intense, prostration, délire, hémorrhagies, ptyalisme; déglutition difficile, parfois impossible; aphonie, suette miliaire, urticaire.

B. *Symptômes de suppuration.* — Exacerbation, douleurs lancinantes ; la suppuration commence à s'opérer au visage et au pourtour des orifices naturels; tuméfaction du visage, des mains, des doigts; déformation du nez, des lèvres, des paupières, des oreilles; pharyngite, laryngite, bronchite.

Complications. — Ophthalmie, otite, stomatite, pneumonie, gastro-entérite, symptômes adynamiques et ataxiques.

Troisième période. — Durée de 6 à 8 jours.

A. *Symptômes de dessiccation.* — La dessiccation se produit le plus souvent dans l'ordre d'apparition des pustules; diminution de la rougeur et du gonflement des téguments; vive démangeaison à la surface de la peau.

B. *Symptômes de desquammation.* — Chute des croûtes, laissant parfois après elles une inflammation plus ou moins vive du derme.

Complications communes aux deux classes A *et* B. — Abcès, furoncles, phlegmons, érysipèles.

Durée totale de la maladie. — 8 et 15 jours dans les cas ordinaires, un mois et plus dans les autres.

Cas observés pendant l'épidémie.	737
Guérisons.	732
Décès	005
Mortalité par rapport à l'épidémie	1 sur 147
Mortalité par rapport à la population.	1 sur 405

La convalescence a été souvent longue et pénible par suite de faiblesse extrême et d'émaciation des individus, par suite aussi de leur mauvaise hygiène, et plus d'une fois nous avons vu le développement d'une affection organique la compliquer fâcheusement.

Traitement.

Le traitement employé par nous pour combattre cette épidémie peut se ranger sous trois chefs principaux :

1° Traitement *prophylactique ;*

2° Traitement *hygiénique ;*

3° Traitement général, lequel comprendra deux subdivisions :

A. *Traitement des complications;*

B. *Traitement de la convalescence.*

Le premier ordre de traitement, le traitement prophylactique, est représenté, on le comprend déjà, par la vaccination et la revaccination; mais comme l'étude de cette question si complexe, pour laquelle nous nous proposons d'entrer dans quelques développements, nous pourrait entraîner un peu loin et nuire par conséquent à l'unité et à la marche de notre travail, nous traiterons tout d'abord et le plus rapidement possible du traitement hygiénique et du traitement général, bien que nous les ayons cités en deuxième et en troisième ligne.

Du traitement hygiénique. — Chaque fois que nous l'avons pu nous avons prescrit l'isolement, et mieux encore une émigration momentanée. Nous avons insisté sur le renouvellement et la purification de l'air, en plaçant nos malades, autant que faire se pouvait, dans des pièces spacieuses, faciles à aérer, dans l'intérieur desquelles nous exigions qu'on entretînt une grande propreté; nous avons aussi recommandé avec beaucoup de soin qu'on n'accablât pas nos malades sous des monceaux de couvertures, auxquelles le vulgaire attache une si grande importance pour empêcher que l' « éruption ne rentre » et provoquer la sueur à laquelle, du reste, le pauvre varioleux n'est que trop prédisposé.

La diète que nous avons conseillée était modérée ; les boissons que nous prescrivions étaient des tisanes douces et tempérantes ; qu'elles fussent chaudes ou tièdes, peu nous importait.

Tel a été le traitement hygiénique auquel nous avons soumis nos malades de concert avec le traitement général, et nous n'eûmes qu'à nous féliciter des effets obtenus.

Du traitement général. — Il serait trop long, pour ne pas dire oiseux, de rappeler ici, prescription par prescription, les traitements auxquels nous eûmes recours pour combattre l'affection qui nous occupe. Qu'il nous suffise de dire qu'en cette circonstance nous prîmes pour règle de conduite les préceptes suivants, formulés à la fin du XVIIe siècle par le sage Sydenham, qui, de 1660 à 1680, avait, en Angleterre, assisté à trois grandes épidémies varioliques.

« Je n'ai jamais remarqué, dit-il, aucun mauvais effet quand on laisse

« agir la nature; car alors, n'étant point gênée, elle parvient toujours « à ses fins en séparant et poussant au dehors, dans l'ordre et par la « voie la plus convenable, la matière variolique; en sorte qu'elle n'a « besoin, surtout dans les tempéraments vigoureux, ni de nos remèdes « ni de notre industrie, étant elle-même très-forte, très-riche et très- « habile. S'il est dangereux de trop animer l'ébullition du sang par un « régime chaud et des cordiaux, il ne l'est pas moins de la diminuer « par des saignées, des lavements, des vomitifs, des purgatifs ou d'au- « tres semblables remèdes. »

Tel fut notre « *modus agendi* » dans les cas de variole régulière; mais lorsque des complications diverses vinrent en modifier la marche et en accroître la gravité, notre conduite ne fut plus la même et nous dûmes, contre ces complications, instituer un mode de traitement spécial, et, suivant les indications, les traiter par les moyens thérapeutiques conseillés en pareil cas, tout en tenant grand compte de l'état général du sujet.

Une fois en convalescence, nos malades furent encore l'objet d'un traitement spécial; la convalescence était, nous l'avons dit plus haut, souvent longue et pénible; pour en combattre les mauvais effets, nous appelâmes tout d'abord l'hygiène à notre aide.

Des bains furent fréquemment prescrits; les fonctions digestives furent stimulées à l'aide de quelques laxatifs, nous recommandâmes surtout la rhubarbe aux repas et quelques préparations de quinquina, en même temps qu'une alimentation tonique et réparatrice.

Nous arrivons maintenant à l'étude de l'antagoniste le plus efficace de la variole, à la vaccination et à la revaccination. Cette double question sera traitée dans le chapitre suivant, que nous désignerons sous le titre de « Traitement prophylactique de la variole ».

Traitement prophylactique de la Variole.

Comme traitement préventif de la variole, nous n'avons pas à nous occuper de l'*inoculation;* peu nous importe cette antique méthode dont l'expérience a depuis longtemps fait justice, et qui maintenant n'est plus guère citée qu'à titre de *méthode historique*. Laissons-là donc avec son origine, que certains auteurs font remonter, dans l'Inde et dans la

Chine, aux temps les plus reculés; laissons-là entre les mains de lady Montague et de son auxiliaire, le docteur Mead, passer, en 1716, de Constantinople à Londres, tandis que plus tard, Voltaire, à son tour, avec l'aide du docteur Tronchin, « l'implante », en 1756, sur les bords du lac de Genève; laissons-la, exaltée par Rousseau et autorisée par édit du Parlement de Paris en 1764, faire plus de mal que de bien, et plus d'une fois déterminer, au nez et à la barbe du médecin qui l'avait pratiquée pour conjurer le mal, une variole confluente et trop souvent mortelle !....

Ce que nous venons de dire de cette méthode n'avait d'autre but que celui de nous amener à parler du seul et véritable traitement prophylactique de la variole et qui est, nous l'avons déjà dit, la vaccination.

Au dire du docteur Michéa, qui, pour prouver son assertion, s'appuie sur un extrait du livre sacré des Hindous, le Sateya Grantham, attribué à d'Hamontari, la vaccine aurait eu dans l'Inde et à une époque immémoriale une origine commune avec l'inoculation. Malgré cette origine si lointaine de la vaccine, il nous faut arriver à la fin du XVIIIe siècle pour en connaître et surtout pour en éprouver les merveilleux effets, grâce à Jenner qui en ayant fait, par hasard, vers 1776 la découverte dans les montagnes de l'Ecosse, pendant près de vingt ans, l'étudia, l'expérimenta avec soin et en proclama le rôle bienfaisant vers 1798.

Laissons à Jenner le mérite de cette glorieuse découverte que des auteurs dont l'amour est de submerger tout ce qui est admis lui contestent en faveur d'un nommé Rabaud-Pommier, qui vivait à Montpellier vers la même époque. Mais à son nom joignons le nom de deux Français, de deux hommes de bien et de talent, Thouret d'une part, qui fut directeur de l'Ecole de médecine, et d'autre part le philanthrope La Rochefoucault, qui au début de ce siècle fit faire à son château de Liancourt le premier essai de vaccination en France, où, avec l'aide d'hommes de bien comme lui, il travailla pour une immense part à la vulgarisation de ce moyen préservatif et fonda le comité de vaccine dont il fut le président.

Grâce à ces bienfaiteurs de l'humanité dont le nom est parvenu jusqu'à nous, grâce à beaucoup d'autres, dont le nom est resté dans l'obscurité, quoique leur dévouement ait été tout aussi grand, les épidémies varioliques sont loin de présenter de nos jours le caractère de gravité qu'elles avaient auparavant, tel que les récits, imparfaits il est vrai, mais incontestables de cette maladie que nous en ont laissés Grégoire de Tours,

Marius, évêque d'Avranches, au VIe siècle, Rharès, l'Arabe, au Xe siecle, Qualard de Poitiers et Sydenham au XVIIe siècle, nous le prouvent d'une manière évidente. Que le virus vaccin soit le *cow-pox*, qu'il ait son origine dans le virus varioleux lui-même ou qu'il ne soit que le *hors-pox*, c'est-à-dire le produit de la matière aphtheuse du cheval, comme Jenner l'a cru lui-même toute sa vie et comme Husson, secrétaire du comité de vaccine, l'écrivait en 1811, lorsqu'il racontait l'histoire de ce cocher de Paris sur les mains duquel s'étaient développées des pustules vaccinales, après avoir ferré un cheval atteint de javart (maladie phlegmoneuse, analogue au furoncle qui se forme aux pieds des chevaux entre la couronne et le paturon et détermine souvent des ulcères et des fistules), quelle que soit, disons-nous, l'origine du vaccin, peu nous importe...

Peu nous importe aussi que l'agent actif de ce virus réside, suivant M. Chauveau, dans les granulations moléculaires suspendues dans la sérosité du vaccin, que M. Béchamp désigna plus tard sous le nom de *mycrozimas* et qui sont douées de mouvements browniens, ou bien qu'il trouve sa place, comme le veut M. Mialhe, dans la catégorie des ferments; là n'est point pour nous la question, car ce que nous voulons établir, c'est l'incontestable utilité de la vaccination, et c'est ce que nous allons nous efforcer de démontrer.

De la vaccination. — La découverte de Jenner est un bienfait précieux pour l'humanité; par malheur, on ne saurait croire quelle répugnance mettent les habitants de certains pays à se soumettre à cette opération si simple par elle-même et pourtant si merveilleuse dans ses résultats... En ceci, il faut bien l'avouer, les braves gens qui se montrent ainsi réfractaires et hostiles à cette bienfaisante pratique ne sont pas les seuls coupables; il faut en accuser certains praticiens qui, assez peu réfléchis ou follement entraînés par un excès de zèle, ont avancé que par une fatale compensation la vaccine met à la place d'une maladie, d'autres affections telles que le rachitisme, la scrofule, le tubercule, la syphilis!...

Nous l'avons dit, nous le répétons, un excès de faux zèle aveugla les praticiens qui soulevèrent, soutinrent ces idées et qui, désireux de montrer leur bonne volonté au lieu de garder leurs opinions dans le cercle purement médical, se hâtèrent de les vulgariser, sans faire beaucoup avancer la science, mais en augmentant en revanche la terreur de ceux qui craignaient déjà la vaccine, et en éloignant d'elle ceux qui ne la redoutaient pas encore. Notre plan n'est pas de discuter la valeur scientifique de ces assertions parfois étranges au possible, nous ne voulons que constater sur les populations les funestes effets de leurs théories habilement développées, je l'accorde, mais trop souvent mal comprises par le vulgaire qui s'en saisit et les adapte tant bien que mal à sa façon de penser; aussi n'est-il pas rare de voir des malheureux refuser obstinément de se laisser soumettre à cette innocente opération et préférer s'exposer à tous les inconvénients de la contagion plutôt que de se risquer aux trois ou quatre piqûres imperceptibles de la lancette vaccinifère.

Plus que tout autre nous avons été à même de constater cette folle répugnance. Combien n'avons nous pas dû lutter contre l'aveuglement des habitants de la Chapelle-Gauthier, et d'ailleurs, combien n'avons nous pas dû renverser d'erreurs fatalement enracinées pour arriver au chiffre relativement énorme de 164 vaccinations pendant l'épidémie dont nous venons de tracer l'histoire ! Malgré les étranges théories émises dans le comité de vaccine, à l'occasion de la vaccination, et de la revaccination, en temps d'épidémie, nous nous sommes appliqués à propager autour de nous cette opération préservatrice, et nous avons eu la satisfaction de voir notre pratique couronnée par le succès, partout où nous avons pu convertir les habitants et leur faire partager notre manière de voir.

Nous l'avons dit plus haut, le tableau qu'on trouvera à la fin de ce travail prouvera encore ce que nous avançons ; la mort, qui respecta ceux qui étaient vaccinés, frappa ceux qui s'étaient entêtés dans leur obstination fatale. Nous croyons ne pouvoir mieux faire que de rapporter ici, en peu de mots, l'histoire de trois habitants de la Chapelle morts sous nos yeux victimes de leur erreur et de leur crainte absurde de la vaccination.

La femme Franconville, âgée de 36 ans, d'un tempéramment lymphatique, *non vaccinée*, fut atteinte, le 21 septembre 1850, d'une variole confluente des plus intense accompagnée de fièvre, de céphalalgie, de délire, et qui le septième jour après l'éruption détermina la mort de la malade.

Huit jours après, le mari de cette femme, âgé de 38 ans, d'un tempérament sanguin, *non vacciné*, contracte à son tour la même affection et succombe le 15 octobre 1850, après avoir présenté à notre observation une éruption excessivement confluente, surtout à la face, en même temps que des symptômes de laryngo-tracheïte et d'encéphalite aiguë.

Ces deux faits, si fatalement survenus dans une même maison, dans une même famille, ne sont pas, malheureusement les seuls qu'il nous ait été donné d'observer; peu de temps auparavant, le 6 septembre, nous fûmes appelé près du nommé Benoist-Amable, âgé de 31 ans, d'une constitution robuste et *non vacciné*. L'éruption se fait régulièrement d'abord, puis elle envahit la face, les paupières, le cuir chevelu, la langue, le pharynx et le malade succombe dans la nuit du 16 septembre.

Ces faits ne montrent-ils pas avec une terrible évidence quel terrain favorable présentent les individus qui n'ont pas été vaccinés, au développement d'une maladie qui, pour les autres relativement bénigne devient pour eux épouvantable dans ses conséquences !...

Nous espérons, par ce qui précède, avoir suffisamment démontré l'utilité de la vaccination; nous allons maintenant aborder une question tout aussi intéressante et presque aussi importante : nous voulons parler de la revaccination.

De la revaccination. — Il est encore un préjugé, malheureusement bien répandu dans le peuple, malheureusement aussi colporté, propagé par des hommes de science, par des médecins qui oublient à ce point, et le caractère dont ils sont revêtus, et la mission tacite qui leur fut confiée, de faire entendre la vérité où l'erreur se glisse.

On croit vulgairement, et c'est un bien grand tort, que la revaccination n'est pas utile, et que pour avoir été vacciné alors qu'on était enfant, on est à jamais délivré de la petite vérole; mais c'est là une erreur grossière, s'il en fut, et tout aussi fatale que celle de ceux qui se figurent que parce qu'une première vaccination *n'a pas pris* ils seront à jamais réfractaires au *virus varioleux*. Les faits sont là pour montrer les suites funestes de cet aveuglement. Beaucoup d'individus vaccinés dans leur première enfance ont été dans la suite fatalement éprouvés par la petite vérole et si, par hasard la maladie les frappait avec un peu moins de violence que ceux qui n'avaient point été vaccinés, ils n'en étaient pas pour cela quittes à si bon marché qu'ils voulaient bien le croire avant coup; en effet, les abcès, les phlegmons, les complications de toute espèce, les cicatrices labourant profondément leur visage, la mort elle-même les frappant quelquefois, montrent tout le danger de ce préjugé; tandis que des faits nombreux font ressortir d'une manière évidente que la revaccination en temps opportun, c'est-à-dire dix ans au plus après une première inoculation de vaccin, procure une immunité presque complète. C'est à l'aide de la revaccination qu'on est parvenu à éteindre presque complétement la variole dans les armées de Prusse et de Wurtemberg. Pour nous, sans partager les assertions exagérées de M. Heim, et nous rangeant bien plus volontiers à l'avis de M. Steinbrenner, qui en 1846 étudiait avec soin la question qui nous occupe, nous nous sommes efforcés de pratiquer le plus de revaccinations qu'il nous a été possible. Nous avons eu le bonheur de soumettre à cette opération 155 individus pendant l'épidémie variolique de 1850; sur nos 155 revaccinés, 20 furent atteints, mais très-légèrement, et parmi ces derniers, deux offrirent à notre observation des symptômes d'une bénignité telle, que c'est à peine s'ils méritent d'être notés dans le tableau que nous avons dressé de l'épidémie.

Ces faits, observés et étudiés par nous avec soin, nous conduisent donc à formuler la conclusion suivante :

« *La revaccination pratiquée en temps opportun a constamment imprimé* « *une forme bénigne à la variole; elle a diminué la fréquence de ses atteintes.* »

Vaccination et revaccination pendant l'épidémie.

Fidèle aux conclusions de M. Steinbrenner, fidèle aux idées que nos études particulières sur ce sujet nous avaient suggérées, nous avons dès le début de l'épidémie apporté tous nos soins à propager la vaccination et la revaccination, autant que faire se pouvait, et nous eûmes la satisfaction de pratiquer 159 fois cette opération dans une commune de 900 habitants. La variole, nous l'avons déjà dit, fut d'une extrême bénignité toutes les fois qu'elle attaqua des sujets habités par le virus vaccin soit pour la première, soit pour la seconde fois, et pour être plus juste, nous devrions dire qu'elle se présentait alors sous la forme de varioloïde, le plus souvent discrète.

Parmi ces résultats, bien faits pour nous récompenser de nos efforts, nous eûmes l'occasion de voir deux fois la marche simultanée de la vaccine et de la variole chez deux individus que nous vaccinâmes alors pour la première fois.

Ces deux observations nous ont semblé si intéressantes et si instructives, que nous avons cru devoir être agréable aux lecteurs en les rapportant ici.

1° *Vaccine inoculée pendant les prodromes de la variole.* — La nommée Masson (A.), âgée de 6 ans, non vaccinée, gardait le lit par suite de céphalalgie, de fièvre, de douleurs épigastriques et lombaires. Deux jours après l'apparition de ces symptômes, nous la vaccinons. Le lendemain de l'inoculation, mêmes symptômes. Le surlendemain, 16 octobre, il y a de la constipation, des rêvasseries; la peau est chaude, sudorale.

Le 17 au soir, la fièvre redouble; sueur abondante et fétide, ptyalisme.

Le 18, matin, éruption variolique légère, disséminée sur le corps, les jambes exceptées; rémission dans les symptômes généraux.

Les 19, 20, 21, 22, 23, l'éruption a suivi son cours normal; les pustules sont peu nombreuses, surtout à la face.

Le 24, la dessiccation commence; chaque bras présente trois belles pustules vaccinales environnées d'une auréole inflammatoire.

Les 25, 26, 27 : desquammation des pustules varioliques, dessiccation des pustules vaccinales.

Le 28, alimentation légère; convalescence. Insistons sur ce fait, que les deux éruptions, *variole* et *vaccine*, parfaitement distinctes, ont suivi jusqu'à la fin leur cours régulier, et qu'en définitive cette seconde éruption, traversant la première, offre à l'observation l'exemple bien concluant d'une variole très-modifiée.

2° *Vaccine inoculée, variole concomitante.*—Hacquier (Alphonse), 8 ans, bien développé, d'une bonne santé habituelle, fut vacciné pour la première fois le 20 octobre, alors que l'épidémie sévissait dans la commune.

Les 21, 22, 23, 24, son état général n'a rien présenté d'anormal jusqu'au moment où nous le verrons atteint de la maladie régnante. Ses bras n'ont offert de changement qu'au cinquième jour de l'inoculation.

Le 25, on sent au toucher une légère dureté, surmontée d'une petite élevure dans les points où les piqûres ont été pratiquées.

Le 26, les pustules vaccinales s'ombiliquent.

Le 27, dans la nuit du 26 au 27, jusque-là très-bien, le malade se réveille tout à coup dans une agitation extrême, la figure baignée de sueur; la journée se passe dans des alternatives de frisson et de chaleur; le soir, vomissements de matières verdâtres; le centre des pustules vaccinales est plus déprimé que la veille.

Le 28, céphalalgie, douleurs lombaires, pouls fréquent, peau chaude et sudorale, réapparition de vomissements; les pustules vaccinales ont augmenté de volume.

Le 29, la nuit a été très-agitée, la sueur très-abondante ; au matin, on constate l'apparition d'une éruption variolique légère sur toute la surface du corps, mais surtout sur le tronc et les membres inférieurs ; rémission dans les symptômes généraux ; pustules vaccinales légèrement soulevées par une sérosité limpide.

Le 30, les pustules varioliques s'élargissent sans qu'il en paraisse de nouvelles ; pouls peu fréquent, constipation. L'inflammation auréolaire des pustules vaccinales se propage au tissu cellulaire sous-cutané.

Le 31, les pustules varioliques pâlissent ; le mieux continue.

Inutile maintenant de retracer jour par jour ce qui s'est passé jusqu'à la convalescence, arrivée le 5 novembre ; pendant ce temps, les deux éruptions ont marché côte à côte jusqu'à la fin, dans une régularité parfaite. On voit, d'après cette observation, que l'influence de la vaccine sur la variole a été d'autant plus marquée que l'éruption vaccinale était plus avancée au moment de l'apparition de la variole, et ce fait, joint à plusieurs autres, qu'il serait trop long de rapporter ici, nous conduisent à la conclusion suivante : — « *La vaccination ou la re-* « *vaccination pratiquée, soit avant soit pendant les prodromes de la maladie,* « *modifie d'une manière heureuse la marche et la durée de la variole ; elle* « *en rend les complications plus rares et beaucoup moins graves.* »

Ici se termine ce que nous avions à dire sur l'épidémie de variole qui, pendant cinq mois, a sévi dans le canton de Mormant. Nous nous sommes efforcés dans le courant de ce travail, de faire ressortir les excellents résultats que nous avons retirés de la vaccine, en même temps que le soin que nous avons apporté à en vulgariser l'usage autour de nous. Notre tâche est terminée, fasse Dieu que notre but soit atteint !...

Pour en avoir fini avec ce sujet, il ne nous reste plus qu'à donner le tableau général de l'épidémie ; il trouvera sa place ci-après, puis nous achèverons ce mémoire par une conclusion dans laquelle nous adresserons à qui de droit quelques propositions d'intérêt local et général.

TABLEAU GÉNÉRAL

DES INDIVIDUS ATTEINTS PAR L'ÉPIDÉMIE.

AGES.	MASCULINS.	FÉMININS.	VACCINÉS.	REVACCINÉS.	NON VACCINÉS	DECÈS		TOTAL général.
						masculins.	féminins.	
De la naissance à 6 mois.	12	11	3	»	20	»	1	23
De 6 mois à 1 an . . .	25	24	10	»	39	»	»	49
De 1 à 2 ans.	24	24	10	»	38	»	»	48
De 2 à 3 ans.	24	25	19	»	30	»	»	49
De 3 à 4 ans.	28	27	27	»	28	»	»	55
De 4 à 5 ans.	28	25	25	»	28	»	»	53
De 5 à 6 ans.	24	17	17	»	24	»	»	41
De 6 à 7 ans.	17	18	17	»	18	»	»	35
De 7 à 8 ans.	16	15	16	»	15	»	»	31
De 8 à 9 ans.	15	16	15	»	16	»	»	31
De 9 à 10 ans.	15	17	17	»	19	»	»	36
De 10 à 11 ans.	15	13	13	»	15	»	»	28
De 11 à 12 ans.	15	16	13	2	16	»	»	31
De 12 à 13 ans.	13	14	14	»	13	»	»	27
De 13 à 14 ans. . . .	15	13	13	2	13	»	»	28
De 14 à 15 ans.	20	16	16	2	18	»	»	36
De 15 à 20 ans.	17	15	13	4	15	»	»	32
De 25 à 30 ans.	20	15	15	4	6	»	»	35
De 30 à 35 ans.	24	20	16	4	24	3	1	44
De 40 à 45 ans.	13	12	11	2	12	»	»	25
	384	353	300	20	417	3	2	737

Conclusion et Propositions.

Dans une commune où le chiffre de la population va décroissant chaque année, dans une commune où les épidémies se succèdent à de courts intervalles; dans une commune où la mortalité est excessive, il doit y avoir, il y a en effet beaucoup à faire au point de vue de la salubrité publique.

La Chapelle-Gauthier se trouve dans ce cas.

Au commencement de notre travail, nous avons traité les diverses questions qui se rattachent à l'hygiène publique et privée; nous allons maintenant, par un coup d'œil rétrospectif sur les épidémies précédentes à celle qui nous occupe actuellement, chercher un enseignement et puiser de nouvelles forces en faveur des propositions que nous allons formuler

Les habitations nombreuses situées à l'exposition du nord sont essentiellement insalubres, par suite de la grande quantité d'eau qui, partant de la côte d'Heurtebise et du plateau de Grandvilliers, vient, à l'époque de la mauvaise saison, en transformer les abords en autant de masses stagnantes qu'il y a de maisons. Ce fait devient d'une vérité incontestable si l'on considère que cette partie de la commune, sur les 118 décès enregistrés pendant le choléra de 1832, sur les 18 décès survenus à la suite de l'épidémie de rougeole de 1850, et enfin sur les 337 individus atteints de l'épidémie de variole actuelle, cette portion de la commune, disons-nous, a fourni les deux tiers environ des victimes de ces époques malheureuses.

A. — Deux projets d'assainissement de la commune, résultant de nos études personnelles, occupent depuis longtemps l'autorité. Tous deux, basés sur la même idée, consisteraient à couder la nappe d'eau qui vient en affleurement sur la route, en s'écoulant du sol imperméable sur lequel reposent les plateaux de Grandvilliers et d'Heurtebise. Dans le premier de ces projets, le fossé à établir serait situé au-dessous des maisons du village, du côté nord; dans le second, le fossé serait au contraire, placé au-dessus de ces maisons, et, par conséquent, il intercepterait l'arrivée de cette couche d'eau sous-jacente, sur laquelle reposent toutes les habitations situées à cette exposition.

Il nous semble que de ces deux projets, le second satisfait beaucoup mieux à la question d'hygiène.

B. — Nous souhaiterions voir éloigner le cimetière de la commune et le remplacer par un autre, dans les conditions suivantes, qui nous semblent les plus conformes aux règles de l'hygiène.

1° Qu'aux termes de la loi, il soit à 100 mètres, pour le moins de la commune ;

2° Qu'on évite avec soin de le placer dans un sol humide, car les décompositions des corps y marchent plus activement ;

3° Le terrain qui nous paraîtrait le plus favorable à l'établissement d'un nouveau cimetière, serait le terrain argileux qui a la propriété de former avec les cadavres une masse compacte de laquelle les gaz se dégagent très-difficilement ;

4° Nous souhaiterions, en outre, que le cimetière fût séparé de la commune par un rideau d'arbres, s'opposant à ce que les miasmes et les gaz soient portés par les vents vers les lieux habités.

C. — Il serait aussi très-utile de prévenir les parents que l'entrée de l'école sera rigoureusement interdite aux enfants qui ne fourniraient pas les traces valables d'une vaccine régulière.

D. — En ce qui concerne l'hygiène privée, qui, nous l'avons dit, est détestable, nous pensons que, pour remédier au mal que nous avons signalé, il serait utile que le Conseil de salubrité rédigeât, par demandes et par réponses, une sorte de circulaire, claire et concise, adressée à tous, à la portée de tous et dans laquelle on s'efforcerait de ramener les masses à des principes trop longtemps méconnus, pour ne pas dire inconnus.

Nous pensons encore que, pour compléter ces mesures, l'administration devrait encourager, par des primes honorifiques, la création de lavoirs publics couverts et de bains à bon marché. Dans notre pensée, cette pratique, si elle était suivie, serait appelée à exercer dans l'avenir, l'influence la plus salutaire sur l'hygiène des classes laborieuses.

Paris. — Imprimerie de J. DUMAINE, rue Christine, 2.

www.ingramcontent.com/pod-product-compliance
Ingram Content Group UK Ltd.
Pitfield, Milton Keynes, MK11 3LW, UK
UKHW020537230726
13925UKWH00005B/2336